Intermittierendes Fasten für Frauen

Meine Empfehlung

Um bestmögliche Resultate für dein Vorhaben zu gewährleisten, empfehle ich dir nachfolgend Ernährungs- und Trainingspläne anderer Coaches.

Klicke hierzu einfach kostenlos auf den nachfolgenden Link, wenn du dich für Ernährungs- oder Trainingspläne interessierst.

Ernährungspläne

https://goo.gl/S5glPu

Trainingspläne

https://goo.gl/1feBSg

1. Auflage 2017

Inhaltsverzeichnis

Kapitel 1
Was ist intermittierendes Fasten?
(Wieder eine blöde Diät?)

Da kann ich dich beruhigen, denn es handelt sich keinesfalls um eine blöde Diät, wo es hauptsächlich um das Verzichten geht. Ein anderer Begriff für das intermittierende Fasten ist auch „Intervall-Fasten" oder einfach gesagt: unterbrochenes Fasten.

Wie schon erwähnt, ist es keine Diät, sondern eine Ernährungsform, bei der zwischen Esszeiten und Fastenzeiten abgewechselt wird. Der Ablauf dieser Ernährungsform besteht aus klar definierten Zeitabschnitten, also wann du genau essen solltest und wann du nichts essen solltest. In den nachfolgenden Kapiteln gehe ich genauer auf den zeitlichen Ablauf ein und stelle dir verschiedene zeitliche Abläufe vor, damit du den für dich am besten passenden Zeitintervall zwischen Nahrungsaufnahme und Fastenzeit finden wirst.

Das intermittierende Fasten kann mit der Kalorienrestriktion verglichen werden, bei der zehn bis fünfzehn Prozent der Energiezufuhr durch Lebensmittel reduziert werden, ohne den Körper dabei unter Nährstoffmangel zu bringen. Viele Menschen sehen nur negative Seiten im Fasten und wären freiwillig nicht bereit, sich darauf einzulassen. Das ist jedoch nur so, weil sich die Menschen nicht genau informieren, wie viele positive Aspekte das Fasten mit sich bringt.

Die Fastentage entlasten den Organismus und machen diesen widerstandsfähiger und gesünder. Viele Menschen neigen heutzutage dazu, sich aufgrund der vorhandenen Nahrung regelrecht überzuernähren. Durch diese Überernährung werden beispielsweise alle Krankheiten des Herz-Kreislauf-Systems gefördert. Auch erhöht sich die Krankheits- und Sterberate.

Das Fasten hingegen, mit abwechselnden Zeitintervallen in der Nahrungsaufnahme, bewirkt genau das Gegenteil. Es minimiert laut Forschungen diese Krankheiten, schützt vor Erkrankungen des Nervensystems und unterstützt die Aufrechterhaltung der Gesundheit.

Außerdem hat die Ernährungsumstellung gesundheitsfördernde Ergebnisse im Freizeit- und Leistungssport und du kannst viel leichter abnehmen. Diese Art des Fastens wurde schon an Tieren angewendet und es wurde festgestellt, dass die Tiere eine höhere Lebenserwartung bekamen und deutlich weniger altersbedingte Krankheiten nachzuweisen hatten. Wie sich diese Ernährung auf den menschlichen Körper auswirkt, erkläre ich dir noch einmal detaillierter in den folgenden Kapiteln.

Wenn du zu deinem Ziel kommen möchtest, solltest du niemals aufgeben und dich von keiner Niederlage hinunterziehen lassen. Ganz im Gegenteil. Denn aus Fehlern kannst du lernen und solltest es noch einmal versuchen und versuchen es besser zu machen, als beim letzten Mal. Denn nur so kommst du ans Ziel!

Für viele Menschen ist das intermittierende Fasten nicht nur eine Ernährungsform geworden, sondern eine Lebenseinstellung. Deswegen lohnt es sich für dich, weiter dran zu bleiben, um zu erfahren, was diese außergewöhnliche Form des Fastens noch so zu bieten hat.

Kapitel 2
Methoden/Formen des Intervall-Fastens

Anders als bei strikten Diäten, die jeweils eine einzige Durchführungsstrategie haben, gibt es beim intermittierenden Fasten mehrere Möglichkeiten der Durchführung, die du auf dich personalisieren kannst.

Anfangs solltest du dir eine etwas leichtere Methode auswählen, damit du dich und deinen Körper nicht direkt überlastest und einen einfacheren Einstieg hast.

Damit jede Intervall-Methode besser verdeutlicht wird, habe ich zu jeder ein geeignetes Beispiel nachfolgend erwähnt.

36/12 Rhythmus „Alternate Day Fasting (ADF)"

Ich starte mit einer der zahlreichen Methoden, die gut für Anfänger geeignet sind, und zwar der 36/12 Methode, namens „Alternate Day Fasting (ADF)".

Wie in dem ersten Kapitel erwähnt, gliedert sich das intermittierende Fasten in zeitliche Abschnitte der Nahrungsaufnahme und Abschnitte des Fastens. Beim „Alternate Day Fasting" hast du zwölf Stunden Zeit, deine Mahlzeiten zu dir zu nehmen und die darauffolgenden 36 Stunden musst du fasten.

Wenn du zum Beispiel an einem Montag in dem Zeitintervall zwischen 09:00 Uhr morgens und 21:00 Uhr abends deine Mahlzeiten isst, dann folgt ab 21:00 Uhr abends die 36-stündige Fastenzeit. Somit isst du den ganzen Dienstag nichts und am Mittwoch kannst du deine nächsten Mahlzeiten ab 09:00 Uhr morgens wieder einnehmen und der Rhythmus beginnt von vorne.

16/8 Rhythmus „Lean-Gains"

Die nächste Form ist die 16/8 „Lean-Gains" Methode.

Du hast ein achtstündiges Intervall der Nahrungszufuhr und 16 Stunden Fastenzeit. Beispielsweise würdest du an einem Tag von 11:00 Uhr vormittags bis 19:00 Uhr abends deine verschiedenen Mahlzeiten zu dir nehmen und ab 19:00 abends müsstest du dann 16 Stunden fasten - also bis zum darauffolgenden Tag um 11:00 Uhr vormittags, wo der Intervall erneut beginnt.

Dieses Intervall wurde speziell für Ausdauer- und Kraftsport optimiert. Falls du diesen betreibst, solltest du dieses Intervall unbedingt einsetzen.

Zu den Regeln dieses Intervalls gehört es, dass die Nahrung einen hohen Proteinanteil enthalten sollte und dass Kohlenhydrate überwiegend an Trainingstagen zu sich genommen werden und an trainingsfreien Tagen auf das Kohlenhydratminimum reduziert werden sollten.

Deine Trainingseinheiten solltest du in die Fastenzeiten einplanen. Am besten am Ende dieser Fastenzeit, denn dann kann dein Körper nach der körperlichen Belastung seine benötigten Nährstoffe zu sich nehmen und deinen Körper stärken. Die Mahlzeit nach dem Training sollte deswegen die höchste Kalorienzahl des gesamten Tages in sich haben.

18/6 Rhythmus

Kommen wir zur nächsten Methode, dem 18/6 Rhythmus. Die Nahrungsaufnahme wird, im Vergleich zum 16/8 Rhythmus, auf sechs Stunden reduziert und das Fasten um zwei Stunden erhöht, also von 16 auf 18 Stunden. Somit wird diese Form eher von Fortgeschrittenen benutzt.

Als Beispiel zum Ablauf könntest du deine erste Mahlzeit um 07:00 Uhr morgens zu dir nehmen und mit deiner letzten um 13:00 Uhr mittags fertig sein. Daraufhin fastest du 18 Stunden, bis zum nächsten Tag. Ab 07:00 Uhr morgens kannst du wieder normal essen und den Rhythmus weiterführen.

20/4 Rhythmus „Warrior Diet"

Der 20/4 Rhythmus, der als „Warrior Diet" bezeichnet wird, ist noch härter als die 18/6 Methode. Dieser Rhythmus wurde bekannt durch das Buch „The Warrior Diet" und ist keinesfalls für Anfänger gedacht.

Du musst deine Nahrungsaufnahme auf vier Stunden beschränken und die nächsten 20 Stunden fasten. Dazu brauchst du viel Disziplin und Durchhaltevermögen, was Anfänger des Intervall-Fastens noch nicht sehr ausgeprägt haben.

Deine Trainingseinheiten führst du natürlich während der Fastenzeit durch, sonst würdest du die schon kurze Zeit zur Nahrungsaufnahme noch mehr verkürzen und könntest dir so selber schaden.

Da du bei so einem großen Zeitintervall des Fastens schnell Heißhunger bekommen könntest, solltest du deine Mahlzeiten besser an den Abend richten, da du tagsüber viel bessere Ablenkung hast und deine Gedanken um das Essen, mit anderen Dingen in den Hintergrund schieben kannst.

Du kannst, zum Beispiel, von 18:00 Uhr abends bis 22:00 Uhr abends deine Mahlzeiten zu dir nehmen und daraufhin 20 Stunden fasten, das heißt bis zum nächsten Tag um 18:00 Uhr abends, wo du den Rhythmus wieder weiterführst.

24 Stunden fasten, 24 Stunden essen, „Eat Stop Eat" Rhythmus

Die folgende Methode kann für den einen sehr gut verlaufen, für den anderen eher schwierig. Es handelt sich um die 24 Stunden Fasten, 24 Stunden Essen „Eat Stop Eat" Methode. Wie der Name schon sagt, besteht der Ablauf aus 24 Stunden normalem Essen und in den darauffolgenden 24 Stunden keine Nahrungsaufnahme.

Es wird empfohlen, diese Methode nicht täglich durchzuführen, sondern ein- bis zweimal wöchentlich und die restlichen Tage auf seine Ernährung zu achten und sich bewusst zu ernähren und die 24 Stunden auch wirklich durchzuhalten.

Bei dieser Form des intermittierenden Fastens solltest du ausreichend Proteine und qualitativ hochwertige Lebensmittel zu dir nehmen. Wann du mit den 24 Stunden fasten beginnst, kannst du nach eigenen Vorlieben variieren.

Wenn du also beispielsweise sehr gerne frühstückst, kannst du dein Frühstück, beispielsweise um 08:00 Uhr morgens, zu dir nehmen und die darauffolgenden 24 Stunden fasten.

3/1 Rhythmus

Die nächste Form ähnelt dem „Eat Stop Eat" Rhythmus etwas. Sie heißt die 3/1 Methode und beschreibt den Ablauf von drei Tagen normaler Nahrungszufuhr und den darauffolgenden Tag des Fastens. Wie bei allen anderen Methoden auch, solltest du dich, auch hier, trotz allem gesund und ausgewogen ernähren.

Beispielsweise ernährst du dich von Montag bis Mittwoch ganz normal gesund und ausgewogen und am Donnerstag fastest du einen Tag. Freitag beginnt der Rhythmus dann wieder von vorne.

5/2 Rhythmus

Kommen wir nun zu der vorletzten Methode. Diese ist ebenfalls gut für Einsteiger in das intermittierende Fasten geeignet und heißt die 5/2 Methode. Das Fasten beschränkt sich auf zwei Tage in der Woche und die restlichen Tage sollte man mit ausgewogener, gesunder Ernährung gestalten.

Hohe Gewichtsabnahme möglich

Wenn du viel Gewicht verlieren möchtest, dann ist die 5/2 Methode genau das Richtige. Hast du jedoch dein Zielgewicht schon erreicht, möchtest aber weiterhin die vielen Vorteile dieser Ernährungsumstellung nutzen, so reicht es vollkommen aus, einmal die Woche 24-stündig zu fasten.

Gute Übung zur Kontrolle des Hungergefühls

Abgesehen von der hohen Gewichtsabnahme, ist ein

weiterer Vorteil dieser Form des Intervall-Fastens die Übung zur Kontrolle des Hungergefühls, das dich sehr stark unter Kontrolle haben kann. Da es aber viel vorteilhafter ist, wenn du von niemandem oder etwas kontrolliert wirst, solltest du Eigeninitiative ergreifen und diese Macht des Hungers über deinen Körper bekämpfen, damit ein gesundes Maß an Appetit entsteht.

Das Zufallsprinzip

Als letztes möchte ich dir das Zufallsprinzip vorstellen. Da viele Menschen heutzutage in Schichtarbeit arbeiten oder aus anderen Gründen einen unregelmäßigen Tagesplan haben und sich keine festen Zeitvorgaben einplanen können und immer spontan agieren, ist diese Methode genau das Richtige für diese Kategorie von Menschen.

Hierbei würdest du, nach Belieben, Mahlzeiten ausfallen lassen und hättest keine festen Vorgaben. Du wählst selbst die Zeit deiner Trainingseinheiten, ernährst dich aber trotzdem gesund und ausgewogen.

Klingt zwar alles schön und gut, jedoch könntest du ohne einen festen Plan vor Augen, sehr schnell den Überblick verlieren und so leicht scheitern, aber das muss nicht unbedingt passieren.

Hiermit beende ich das Kapitel der zahlreichen Methoden des intermittierenden Fastens und möchte nochmal betonen, dass die Auswahl der Methoden sehr groß ist und jedes Individuum, die für sich beste Methode auswählen kann und sich keinesfalls irgendwo quälen muss, mit etwas, was keinen Spaß macht, also kannst auch du die perfekt passende Methode für dich finden.

Kapitel 3
Vorteile des intermittierenden Fastens

In diesem Kapitel erzähle ich dir die Vorteile des Fastens für den menschlichen Körper.

Einfacherer Alltag

Der erste Vorteil ist eine große Entlastung des Alltags. Dadurch, dass den täglichen Herausforderungen nicht noch etwas dazugesetzt wird, sondern im Gegenteil etwas abgenommen wird, wird Stress vermieden. Die eine Sache, die die täglichen Herausforderungen entlastet, ist die nicht mehr ständige Nahrungsaufnahme.

Durch die abwechselnden Intervalle in der Nahrungsaufnahme kontrollieren dich die Gedanken um das Essen nicht mehr so extrem und du machst dir nicht mehr ständig Sorgen, was du wann essen willst und machst automatisch eine Sache weniger. Am Morgen hast du keinen mit Essen gefüllten Kopf mehr und kannst viel einfacher in den Tag starten, mit einer Sorge weniger.

Besser und länger schlafen

Dein Essverhalten spiegelt sich auch an deinem Schlaf wieder. Wer, zum Beispiel abends oder gar nachts gerne ab und zu mal nascht, der hat weniger Stunden Schlaf, als jemand, der eine gewisse Zeit vor dem Schlafen, keine Lebensmittel mehr zu sich nimmt.

Das intermittierende Fasten verbessert durch den vorgegebenen Rhythmus auch deinen Schlaf, da uns dieser das Naschen am Abend oder nachts verbietet. Dadurch muss dein Organismus nachts nicht arbeiten, um das Essen zu verdauen, sondern kann in Ruhe schlafen.

Der Schlaf wird nicht nur ruhiger, sondern auch länger. Der Grund dafür ist, dass das Essen am Abend oder nachts meistens eine Weile andauern kann und du so viel später schlafen gehen würdest, als der natürliche Rhythmus es uns vorgegeben hat und wenn es ausgelassen wird, viel mehr Zeit zum Schlafen entsteht. So bleiben deine

Essgewohnheiten und dein Schlafrhythmus ausbalanciert.

Ein großer Vorteil am Intervall-Fasten ist, dass du es sehr leicht in den Alltag zu integrieren ist, da es in jeder Ernährungsart gemacht werden kann, egal ob vegetarisch, glutenfrei, vegan, etc.

Außerdem kommen nicht so hohe Kosten zustande, da du keine besonderen Investitionen tätigen muss, wie beispielsweise bei manchen Diätformen.

Die Durchsetzung ist ebenfalls nicht besonders schwer, da es sich nicht um Verzicht handelt, sondern um eine gesunde ausgewogene Ernährungsart, mit eingefügten Zeitabschnitten des Fastens, welche sich nach und nach immer besser einprägen.

Die weiteren Vorteile können in zwei Ebenen aufgeteilt werden. Einmal die Auswirkungen auf die körperliche, beziehungsweise physiologische Gesundheit und die Auswirkungen auf die psychologische Gesundheit.

Physiologische Vorteile

Zuerst möchte ich mit den physiologischen Vorteilen beginnen.

Gesteigerte Sensitivität von Insulin

Der erste wichtige physiologische Vorteil ist eine höhere Sensitivität des Hormons Insulin. Dieses Hormon ist sehr wichtig für die Regulation unseres Blutzuckerspiegels und es regt die Körperzellen an, Glukose aus der Blutbahn aufzunehmen.

Da heutzutage sehr viel Zucker in unseren Lebensmitteln vorhanden ist und dies zu einer Insulinresistenz führen kann, wodurch die betroffenen Körperzellen weniger auf das Hormon Insulin reagieren, als gesunde es tun würden, kann sich die Krankheit Diabetes Typ 2 entwickeln. Deshalb ist der Vorteil, der erhöhten Insulinsensitivität sehr bedeutsam.

Durch das intermittierende Fasten, soll dein Blutzuckerspiegel und Insulingehalt gesenkt werden, wodurch sich die Insulinsensitivität erhöht und so wird Diabetes vermieden. Nicht nur bei dieser Erkrankung wird geholfen, sondern auch bei Alzheimer, Asthma, Krebs und Herz-Kreislauf-Beschwerden.

Studien haben bewiesen, dass die Wachstumshormone unseres Körpers ansteigen. Diese fördern den Muskelaufbau, regulieren unseren Körperfettanteil und unterstützen unsere Knochengesundheit, sind also ein wichtiger Faktor für deine Allgemeingesundheit.

Durch die Intervalle des Fastens hat dein Körper Unterstützung bei seiner Entgiftung und Erneuerung. Dieser Prozess passiert, von Natur aus ständig, wird aber durch das häufige Essen ohne ein wirkliches Hungergefühl stark beeinflusst.

Heutzutage greifen viele Menschen zu Entschlackungs- und Detoxmitteln und versuchen so ihren Körper von Toxinen und Schlacken zu befreien. Damit geben sie eine Menge Geld aus, beheben aber nicht das Problem. Die einzige Lösung für eine höhere Entgiftungsfähigkeit ist das Unterlassen der Nahrungsaufnahme ohne ein wirkliches Hungergefühl.

Während des Fastens ist dein Organismus ganz auf Energiefreisetzung, Entgiftung, Reinigung und Ausscheidung konzentriert. Eine bestimmte Art von Proteinen, und zwar die Sirtuine, wird nur ausgeschüttet, wenn der Körper keine Nahrung zu sich nimmt. Sie kontrolliert Körperzellen, sowie die DNS, also die Desoxyribonukleinsäure, auf Schäden und repariert sie, falls welche vorhanden sind.

Da die meisten heutzutage zur übermäßigen Ernährung neigen, wird das Thema Entgiftung des Körpers immer komplizierter. Wenn du deinem Körper jedoch etwas Zeit ohne Nahrungsaufnahme geben würdest, könnte er die schädlichen Stoffe, die wir über unsere Nahrung, die Luft, das Wasser oder auf eine andere Art und Weise zu uns nehmen, viel besser entgiften und deinen Organismus reinigen.

Wenn du nach dem Fasten wieder etwas isst, kann dein Darm deutlich besser arbeiten, da er zuvor gereinigt wurde und so läuft deine Verdauung auf Hochtouren. Diese ganzen Vorteile der Regenerierung, die dem intermittierenden Fasten zu verdanken sind, wurden bereits von Wissenschaftlern nachgewiesen.

Außerdem wird dein Blutdruck und Cholesterinspiegel minimiert und dein Immunsystem, durch alle Faktoren gemeinsam, kräftig gestärkt.

Gesundes Abnehmen ohne Jo-Jo-Effekt

Wenn all diese gesundheitlichen Aspekte in Ordnung gebracht wurden, dann steht einer gesunden Gewichtsabnahme auch nichts mehr im Wege. Wenn du also das intermittierende Fasten in Verbindung mit körperlicher Aktivität, einer gesunden Lebenseinstellung und viel Durchhaltevermögen bringst, ist es eine sehr gute und gesunde Methode, um ohne Jo-Jo-Effekt, effektiv abzunehmen.

Psychologische Vorteile

Kommen wir nun zu den Vorteilen der psychologischen Gesundheit. Du führst durch die Ernährungsumstellung ein viel bewussteres und disziplinierteres Leben. Du wirst widerstandsfähiger und lernst auf ungesunde Lebensmittel zu verzichten und das Beste aus den gesunden zu machen.

Der Hunger kontrolliert dich nicht mehr, sondern du selbst hast ihn unter Kontrolle, wodurch die Mahlzeiten umso mehr genossen werden können und intensiver schmecken.

Dein Selbstbewusstsein steigt und du fühlst dich allgemein besser. Mit jedem Mal, indem du die Fastenzeit überstanden hast, wächst dein eigener Stolz und die Motivation weiterzumachen, besonders wenn schon irgendwelche Veränderungen erkennbar sind.

Laut vielen Berichten von Testern, ist man während der Fastenzeit viel konzentrierter und leistungsfähiger, als sonst, weil man wichtige Aufgaben des Alltags in diesen Zeitraum einplant und möglichst alle erledigen möchte, wodurch der eigene Ansporn und die eigene Disziplin gestärkt wird.

Kurz zusammengefasst überwindest du deinen Drang in der Fastenzeit etwas essen zu wollen, tust dabei viel Gutes für die Kräftigung deiner Allgemeingesundheit und fühlst dich sowohl physisch als auch psychisch besser.

Kapitel 4
Nachteile des Intervall-Fastens

Da ist bei so gut wie allen Dingen im Leben eine gute und eine schlechte Seite gibt, werde ich dich auch über die Nachteile dieser Ernährungsumstellung informieren.

Angst vor dem Fasten

Der erste Nachteil, der viele anfangs hindern könnte, ist die Angst, die so gut wie jeder anfangs verspüren kann. Die Angst vor der Fastenzeit. Diese zu überwinden, ist eine der größten Herausforderungen bei diesem Prozess. Du solltest aber keine Angst haben, dir einen Ruck geben und mutig sein, denn du hast nichts zu verlieren.

Langsame Gewichtsabnahme

Die Personen, die das Intervall-Fasten besonders zur Gewichtsabnahme nutzen, könnten die langsame Gewichtsabnahme als negativen Punkt betrachten. Jedoch ist es nicht gut, sich anfangs schon sehr viel vorzunehmen und sich in kurzer Zeit unerreichbare Ziele zu setzen.

Sehr schnell und viel Abzunehmen mag für den Einen oder Anderen zwar toll sein, jedoch findet der Körper daran eher wenige positive Aspekte für sich. Besser ist es, dir und deinem Körper Zeit zu lassen und auf einem gesunden Weg abzunehmen, wofür das Intervall-Fasten die perfekte Gelegenheit bietet, denn der Jo-Jo-Effekt wird vermieden und du tust sehr viel für deine Gesundheit, anstatt ihr zu schaden.

Zu große Nahrungsaufnahme durch den Heißhunger

Ein weiterer Nachteil ist, dass sich anfangs Heißhunger bilden kann, wodurch du in den Esszeiten zu viel Nahrung zu dir nehmen kannst. Aufgrund dessen könnten ein paar Pfund mehr auf der Waage zustande kommen, was für einen eventuell erwünscht sein kann, für den anderen eine

Katastrophe sein kann.

Aber du solltest dich keinesfalls wegen solchen Fehlern, die jedem anfangs passieren können, hinunterziehen lassen. Du solltest eher daraus lernen und bei der nächsten Fastenzeit versuchen deinen Heißhunger zu bekämpfen. Wie genau du das machen kannst, erzähle ich dir im nächsten Kapitel.

Um das nochmal klar zu machen, will ich erwähnen, dass niemand perfekt ist und jeder mal scheitert, aber aufgeben ist da keine Lösung. Wer ans Ziel kommen möchte, muss auch mal scheitern können.

Weitere negativen Aspekte, die anfangs vorkommen können, sind Nebenwirkungen, wie Verstopfungen, Durchfall, Kopfschmerzen, Mundgeruch und Übelkeit. Manchmal kann es dazu kommen, dass du etwas frierst, da unser Kälteempfinden sich etwas verändern kann.

Das waren auch die wesentlichen Nachteile des intermittierenden Fastens. Im Vergleich zu den Vorteilen, gibt es sehr wenige Nachteile und für diese vielen Vorteile, die diese Ernährungsumstellung mit sich bringt, kann es sich lohnen, die Nachteile in Kauf zu nehmen.

Kapitel 5
Der Hunger beim intermittierenden Fasten und Tipps gegen ihn

Wie ich schon bei den Nachteilen erwähnt habe, ist der Hunger ein großes Hindernis beim intermittierenden Fasten. Anfangs hast du oft nur Gedanken an das Essen, da dein Körper nicht an diesen Zustand gewöhnt ist und dem Gehirn Signale schickt, dass ihm etwas fehlt.

Diese Gedanken sind besonders ausgeprägt bei Menschen, die zuvor viele Süßigkeiten oder Fast Food gegessen haben oder süße Getränke zu sich nahmen, denn bei hochkalorischen Lebensmitteln oder Getränken, die dazu noch viel Zucker enthalten, steigt der Blutzuckerspiegel sehr stark. Durch die darauffolgende Fastenzeit, sinkt der Blutzucker wieder stark ab, wodurch nach kurzer Zeit das Hungergefühl wieder auftreten kann.

Allgemein hat der Zucker in unseren Lebensmitteln so ein hohes Suchtpotential, dass nach einer kurzen Zeit, ohne häufiges Konsumieren davon, eine Art

Entzugserscheinung auftreten kann, wie bei einer richtigen Droge. Das veranschaulicht, wie sehr uns der Hunger unter Kontrolle hat. Nach einiger Zeit und Übung lernst du jedoch diesen Hunger vom richtigen Appetit zu unterscheiden und nimmst dein Hungergefühl genauer wahr.

Der Alkoholkonsum

Den Alkoholkonsum möchte ich explizit in diesem Kapitel angehen, da das Thema bestimmt viele interessieren könnte und der Alkohol unser Hungergefühl beeinflussen kann.

Wie ich schon öfter erwähnt habe, geht es beim intermittierenden Fasten nicht um das Verzichten auf etwas, sondern um die richtige Balance. Somit ist der Alkoholkonsum erlaubt, jedoch in kleinen Mengen.

Da im Alkohol sehr viele Kalorien enthalten sind, müsstest du theoretisch, damit die täglich gebrauchte Energiezufuhr nicht überschritten wird, bei deiner festen Nahrung Kalorien einsparen.

Das ist jedoch nicht sehr schlau und besonders im betrunkenen Zustand, kriegst du schnell Heißhunger und kannst dich weniger zurückhalten, als im nüchternen. Also kann es dazu kommen, dass du außer Kontrolle gerätst und sehr viele Kalorien zu dir nimmst.

Wenn es ein paar Mal passiert, ist es nicht sonderlich schlimm. Wenn es aber häufiger vorkommt, dann könnten ein paar Pfunde auf der Waage sichtbar werden. Also auch beim Thema Alkohol unbedingt die goldene Mitte bewahren.

Tipps, um dem Hungergefühl zu entgehen

Kommen wir nun zu den Dingen, die du tun solltest, wenn du in der Fastenzeit starken Hunger verspürst. Das Wichtigste ist viel Wasser zu trinken, denn dadurch wird dein Magen mit etwas gefüllt und das Verlangen nach Essen wird so etwas reduziert. Was ebenfalls sehr gut hilft sind warme kalorienarme Getränke, wie zum Beispiel Tee, besonders grüner oder schwarzer Tee, oder Kaffee.

Warme Getränke haben eine ähnliche Wirkung auf deinen Körper, wie das Wasser, nur dass der Körper, bei Aufnahme von etwas warmen, eine Assoziation zu Essen verspürt, wodurch dein Körper also annimmt, dass er grade Essen zu sich genommen hätte. Du täuschst damit sozusagen dein Organismus und machst gleichzeitig etwas gegen deinen Hunger.

Du darfst aber keinesfalls Milch, Sojamilch, Zucker oder sonst etwas Kalorienreiches hinzufügen, denn so würde dein Körper wieder aus dem Zustand des Fastens herausgebracht werden.

Der Bulletproof Coffee

Der Amerikaner Dave Asprey hat ein Getränk erfunden, was ebenfalls sehr gut den Hunger bekämpft und viel Energie liefert, und zwar den Bulletproof Coffee. Er besteht aus drei Zutaten und ist ganz einfach zu machen. Du brauchst MCT-Öl, Butter und eine Tasse schwarzen Kaffee.

Fang lieber beim MCT-Öl mit weniger als einem Kaffeelöffel an und arbeite dich nach oben, denn bei großen Mengen kann es zu Durchfall kommen. Innerhalb weniger Minuten ist direkt bemerkbar, dass dein Hungergefühl kleiner ist und dein Körper mehr Energie zur Verfügung hat. Das liegt daran, dass die verwendeten Fette zur Gruppe der mittelkettigen Fette gehören und so schnell in Energie umgewandelt werden.

Ein leerer Darm bewirkt Wunder

Ein weiterer Trick ist ein leerer Darm. Achte darauf, dass während der gesamten Fastenzeit dein Darm spätestens alle zwei Tage entleert werden sollte, damit die nicht wasserlöslichen Schlackenstoffe im Magen entsorgt werden. Wenn also dein Darm während der Fastenzeit leer ist, so verschwindet auch der Hunger.

Ablenkung

Was auch sehr wichtig ist, ist immer versuchen dich abzulenken, also während der Fastenzeiten immer in Beschäftigung zu bleiben und deine Gedanken vom Essen wegzulenken.

In den ersten Tagen des Fastens ist es also sinnvoll dich von Restaurants, Kantinen, Bäckereien, Kühlschränken und Mitmenschen, die etwas essen, fernzuhalten. Die ganzen Sachen können große Auslöser für das Hinschmeißen des Fastens sein. Irgendwann werden die aufgezählten Dinge dir nichts mehr ausmachen und du bist deutlich freier und entspannter.

Keine Kaubewegungen

Ein weiterer Tipp ist, auf nichts herumzuknabbern, also auch keine Kaugummis. Durch die Kaubewegung wird über das Gehirn an den Magen ein Signal gesendet, welches signalisiert, dass grade eine Nahrungsaufnahme stattfindet und der Magen sich auf die Verarbeitung vorbereiten soll.

Da jedoch keine wirkliche Nahrung in den Magen kommt, er aber schon angefangen hat zu arbeiten, löst dies das Knurren aus und das signalisiert dem Gehirn, dass Nahrung fehlt und das Hungergefühl verstärkt sich. Also ist es für dich am besten und einfachsten, in dem Zeitraum des Fastens wirklich nichts zu kauen und auf alle kleinen Bissen zu verzichten.

Die richtige Einstellung zum Fasten

Der nächste Tipp wendet sich an die Einstellung zum Fasten. Wenn du das Fasten als eine Art Strafe oder als Hungern betrachtest, so ähnelt dies einem Zwang und deine innere Überzeugung und Motivation, um diesen Weg durchzuziehen, ist nicht vorhanden, sodass deine Gedanken viel mehr um das Thema Essen kreisen werden, als wenn du dir eingestehen würdest, dass du freiwillig fastest, dass du das für dich tust und dich über die positiven Aspekte des Fastens freust.

Wenn die innere Überzeugung schlecht über das Fasten denkt, so wird sie dich immer davon überzeugen wollen und du hast keine Chance gegen sie. Deswegen musst du sie, in diesem Fall, dringend ändern, ansonsten machst du dir selbst eine Qual daraus.

Wenn du deine Ernährung ausgewogen und gesund hältst und ausreichend schläfst, vermeidest du Heißhungeranfälle automatisch.

Das Fasten sanft beenden

Wichtig ist auch, dass du das Fasten immer sanft beendest, das heißt, dass du dich nicht sofort dem Heißhunger hingibst und sehr viel Nahrung zu dir nimmst, sondern versuchst die Portionen wie bei gewöhnlichen Mahlzeiten zu gestalten, außer bei Ausnahmen, wie beispielsweise bei Mahlzeiten nach der Trainingseinheit. So vermeidest du sowohl Magenschmerzen, als auch die Gewichtszunahme.

Das war es auch schon mit meinen Tipps an dich. Ich hoffe, dass der eine oder andere Tipp dir beim Fasten helfen kann!

Zuletzt gebe ich dir noch den Ratschlag, dich zu erkundigen, ob dein Körper noch ausreichend Depots, also Glykogenspeicher, zur Verfügung hat. Diese sind für die Phasen ohne Nahrungsaufnahme sehr relevant.

Wieso das so ist, erkläre ich dir im folgenden Kapitel. Wenn dein Körper genügend Depots zur Verfügung hat, dann kann das Fasten auch gut ablaufen.

Kapitel 6
Sport während des Fastens

Viele Menschen denken, aufgrund der Unwissenheit, dass beim Fasten, Muskeln abgebaut werden und der Muskelaufbau gar nicht möglich ist, insbesondere die Sportler, die keinesfalls riskieren würden, ihre Muskeln zu verlieren. Daraus schlussfolgern sie, dass Sport im Allgemeinen nicht erlaubt ist.

Das sind wiedermal nur Vorurteile, denn der Sport gehört sogar zu manchen Ernährungsplänen des intermittierenden Fastens dazu. Somit ist kein Verzicht auf Sport vorgeschrieben.

Der 16/8 „Lean-Gains" und 20/4 „Warrior Diet" Rhythmus empfehlt sogar, zusätzlich zum Ernährungsplan, sportliche Aktivitäten zu betätigen. Bei den anderen Methoden ist es dir selbst überlassen, ob du Sport machen willst oder nicht.

Muskelaufbau möglich oder kommt es zum Muskelabbau?

Kommen wir nun zu den Muskeln. Die Sporteinheiten während des Fastens greifen, wie ich schon in dem Kapitel zu den Vorteilen erwähnte, nicht sofort die Muskeln an und bauen diese ab. Dafür sind die Depots, beziehungsweise die Glykogenreserven, verantwortlich.

Diese werden im Falle von nahrungsfreien Phasen zur Energiegewinnung genutzt. Falls diese aufgebraucht wurden, greift der Körper zu den überschüssigen Aminosäuren oder zum Eigenfett des Körpers und kommt so an seine benötigten Nährstoffe.

Wenn du also genügend Glykogenspeicher besitzt und nicht untergewichtig ist, brauchst du dir keine Sorgen über den Abbau von Muskeln zu machen und kannst sogar, trotz nahrungsfreier Phasen im Alltag, Muskeln aufbauen.

Wie ich schon bereits erwähnte, berichten viele in den Phasen des Fastens leistungsfähiger zu sein und dass der Sport einem dadurch sehr leicht fällt. Das ist aber eine individuelle Angelegenheit, sodass manche besser damit umgehen können als andere.

Planung der Trainingseinheiten

Direkt nach den Esszeiten dein Training zu planen, ist nicht sehr sinnvoll. Dadurch könnte deine Fastenzeit unangenehmer verlaufen, da die aufgenommenen Kalorien, durch den Sport, verbrennen würden und deine Verdauung angekurbelt werden würde. Dadurch kommt das Hungergefühl logischerweise schnell wieder.

Am besten eignen sich für Sport die letzten Stunden des Fastens, beziehungsweise die letzten Stunden vor der Nahrungsaufnahme, da der Körper so nach der Trainingseinheit direkt mit Nährstoffen versorgt werden kann und gestärkt wird.

An Tagen an denen Sport betrieben wird, wird empfohlen mehr komplexe Kohlenhydrate zu sich zu nehmen. Zu dieser Kategorie gehören Produkte, wie Hafer-, Dinkel-, Gersten- und Roggen-flocken, Kleie, Bohnen, Obst und Gemüse, Vollkorn und

Vollkornprodukte und Sojaprodukte. Das ist jedoch nicht zwingend und sollte nach deinem eigenen Befinden entschieden werden.

Kapitel 7
Wer sollte das intermittierende Fasten nicht machen?

Obwohl das Intervall-Fasten sehr viele Vorteile hat, gibt es Personengruppen, die nicht fasten sollten. Dazu gehören Schwangere, Mütter, die ihre Neugeborenen stillen, Menschen, die an Untergewicht leiden, sowie Kinder und Jugendliche, die noch unter 18 Jahre alt sind.

Es kann nämlich im schlimmsten Falle zu einer Unterversorgung kommen, wodurch wichtige Nährstoffe fehlen und diese für Schwäche sorgen würden. Bei den genannten Personengruppen wäre dies jedoch schädlich, da die fehlenden Nährstoffe, sich negativ auf die Entwicklung des Fötus, Neugeborenen oder Kindes/Jugendlichen auswirken könnten.

Bei untergewichtigen Personen kann ein Nährstoffmangel, falls er nicht schon vorhanden ist, sehr schädlich werden, da die Organe beschädigt werden können und dies sehr schlimme Folgen hat.

Personen, die an dem Herz-Kreislauf-System Probleme haben, sollten bevor sie den Versuch wagen und ihre Ernährung umstellen, einen Arzt aufsuchen und sich beraten lassen, ob dies zumutbar ist.

Wenn du also zu einer dieser Personengruppen gehörst, solltest du dich erst einmal vom Arzt untersuchen und beraten lassen oder das Risiko überhaupt nicht eingehen.

Kapitel 8
Fehler und Risiken

Wie jede Ernährungsform, hat auch das intermittierende Fasten Risiken und es können Fehler begangen werden. Das ist jedoch ganz normal und gehört irgendwie auch zu etwas dazu.

Große Mengen am Essen nach der Fastenzeit

Den ersten Fehler erwähnte ich schon in dem Kapitel der Nachteile. Es handelt sich, um den Heißhunger, der dich dazu veranlassen könnte, zu große Mengen an Essen nach den Fastenzeiten zu dir zu nehmen.

Der Fehler hierbei besteht darin, dass anfangs viele Personen sich auf die Heißhungerattacke einlassen und so die täglich benötigte Kalorienzufuhr deutlich überschreiten. Desto häufiger du dies tust, desto routinierter wird die hohe Kalorienzahl für deinen Körper und du nimmst, trotz des Fastens, deutlich zu.

Deswegen ist es wichtig, dich selbst zu kontrollieren und dich mit aller Kraft gegen den Heißhunger zu währen, wozu mein Kapitel über den Hunger beim Intervall-Fasten ein paar hilfreiche Tipps liefert.

Optimal ist es weder deine tägliche Kalorienzahl zu unterschreiten, noch zu überschreiten. Die gesunde Balance spielt also auch in der Ernährung eine sehr wichtige Rolle.

Fast Food und Süßigkeiten als Nahrungsgrundlage

Wenn du dir Fast Food und Süßigkeiten zur Nahrungsgrundlage nimmst, so kannst du die positiven Auswirkungen, die das intermittierende Fasten mit sich bringt, minimieren oder gar ganz beseitigen, was ein großes Risiko darstellt.

Starke Belastung des Körpers

Einen weiteren riskanten Faktor stellt die zusätzliche Belastung des Körpers dar. Diese kann, beispielsweise durch zu wenig Nahrung für zu lange Fastenzeiten entstehen.

Dadurch würdest du dir und deinem Körper eher schaden, als was Gutes für ihn zu tun. In diesem Fall solltest du dich schnellstmöglich bei einem Arzt sehen lassen und eine gründliche Untersuchung durchführen, damit eventuell entstandene Defizite zeitnah erkannt und behandelt werden.

Das weibliche Geschlecht

Ein weiteres Risiko betrifft die Frauen. Generell wird das intermittierende Fasten auch dem weiblichen Geschlecht empfohlen. Sollte jedoch die Menstruation ausbleiben oder andere ernstzunehmende Probleme auftreten, sollte man aufhören und sich über das weitere Vorgehen von einem Experten oder Arzt beraten lassen.

Frauen, die planen schwanger zu werden, sollten ebenfalls kein Risiko eingehen und das Fasten sein lassen, damit es im Extremfall zu keinen Schäden kommen kann.

Erkrankung während der Fastenzeit

Der letzte Punkt bezieht sich auf das Erkranken während der Ernährungsumstellung. Wenn die Krankheit nicht allzu gefährlich ist, kannst du auf dein inneres Bauchgefühl hören und für dich selbst entscheiden, ob das Fasten in diesem Zeitpunkt eine schädliche oder gute Wirkung auf deinen Körper mit sich bringt.

Oft kann man ohne ärztliche Beratung selbst schlecht einschätzen, um welche Erkrankung es sich handelt und wie ernstzunehmend diese ist. Deswegen wird empfohlen, lieber beim Arzt vorbeizuschauen und dir deine Diagnose abzuholen, nur um sicher zu gehen.

Das waren auch schon die Fehler und Risiken mit der ausschlaggebendsten Bedeutung.

Leider war das auch schon das Ende dieses Buches und somit des letzten Kapitels und ich muss dich zum Schlussteil überleiten.

Rezept 01: Lachs mit Ofengemüse

Zutaten

250 g Lachsfilet(s), auch TK

1 mittelgroße Zucchini

1 m.-große Paprika, rot oder gelb

300 g Cherrytomate(n), oder Romatomaten

150 g Champignons

100 g Schafskäse

2 Zehe/n Knoblauch

etwas Salz und Pfeffer

etwas Chiliöl

Zubereitung

Das Lachsfilet waschen und trocken tupfen, bei TK vorher antauen lassen, danach mit Salz, Pfeffer und nach Wunsch auch noch mit verschiedenen Kräutern würzen.

Schafskäse würfeln, Zucchini und Pilze in Scheiben und Paprika in Streifen schneiden, Tomaten halbieren und den Knoblauch zerhacken. Alles in eine Schüssel geben, mit Salz, Pfeffer und Knoblauch würzen. Außerdem noch etwas Chili-Öl beigeben.

Eine Schüssel aus Alufolie formen (am besten aus zwei Bögen Alufolie) und auf ein Backblech legen. Die „Schüssel" mit dem Gemüse füllen und anschließend den Lachs darüber verteilen.

Zum Schluss noch etwas Chili-Öl darüber geben und den Schafskäse darüber zerbröseln.

Dann bei 180° Ober-/Unterhitze für etwa 30-35 Minuten garen lassen.

Rezept 02: Hähnchenbrust mit Zucchini und Tomaten

Zutaten

250 g Hähnchenbrust

1 große Zucchini

½ Gurke(n)

3 m.-große Strauchtomate(n)

2 kleine Schalotte(n)

2 Zehe/n Knoblauch

100 g Frischkäse, fettarm, cremig feiner

1 Schuss Milch, 1,5 %

Salz und Pfeffer

Currypulver

Paprikapulver

Zubereitung

Hähnchenbrust waschen und klein schneiden. Etwas Fett in die Pfanne geben und das Fleisch anbraten. Danach mit Salz, Pfeffer und Curry würzen.

Das Fleisch zur Seite gelegt und warmhalten, nebenbei Zucchini, Gurke und Tomaten klein schneiden.

In der Pfanne die klein geschnittenen Zwiebeln und den gehackten Knoblauch anbraten, Zucchini hinzufügen und andünsten, die Zucchini muss noch bissfest aber weich sein.

Anschließend Gurke und Tomaten hinzugegeben und alles etwa 4 Minuten dünsten. Vielleicht noch etwas Wasser hinzugeben.

Dann Frischkäse und Milch hinzugeben und das Hähnchenfleisch in die Pfanne legen, Deckel schließen und bei schwacher Hitze 5-10 Minuten kochen lassen, bis die Soße cremig ist. Mit Paprikagewürz abschmecken.

Rezept 03: Hähnchenbrustfilet mit Spinat-Schafskäse

Zutaten

1 Blumenkohl

3 große Hähnchenbrustfilet(s)

1 Pck. Blattspinat

1 Pck. Schafskäse

2 EL Schmand

1/2 Becher Sahne

1 Zwiebel(n)

1 Knoblauchzehe(n)

etwas Fett zum Braten

Salz und Pfeffer

Muskat

evtl. Brühe, instant

Zubereitung

Füllung:

Zwiebeln zerkleinern und mit dem Knoblauch anschwitzen, dann den Spinat hinzufügen und mit Salz, Pfeffer und Muskat würzen.

Wasser in die Pfanne geben, den Deckel für etwa 5 Minuten schließen und das Ganze ziehen lassen. Das Wasser abgießen und den Inhalt der Pfanne mit dem Schafskäse mischen.

Die Füllung in die seitlich aufgeschnittenen Hähnchenbrustfilets geben. 3 Minuten von jeder Seite anbraten, Deckel schließen und für 10 Minuten auf kleinster Stufe garen.

Püree:

Blumenkohlröschen vom Stamm abteilen, Wasser in einem Topf (der Topf darf nur zu 1/4 mit Wasser gefüllt sein) zum Kochen bringen, einen Brühwürfel nach Belieben hinzugeben und dann den Blumenkohl dazugeben. Das Ganze für 12 Minuten mit geschlossenem Deckel kochen lassen.

Wasser abgießen, mit Muskat, Salz und Pfeffer würzen, Schmand und Sahne hineingießen und durchmixen.

Rezept 04: Überbackene Hähnchenfilets mit mediterranem Gemüse

Zutaten

4 Hähnchenfilet(s)

1 mittelgroße Zucchini

1 m.-große Zwiebel(n)

1 Paprikaschote(n), gelb

150 g Champignons, braune, frische

2 Frühlingszwiebel(n)

1 Pck. Tomate(n), passierte oder stückige (500 ml)

1 Pck. Kräuterquark (200 g)

2 EL Tomatenmark

1 Pck. Käse, gerieben

Salz und Pfeffer

Paprikapulver

Knoblauch

Oregano

n. B. Olivenöl oder Rapsöl

Zubereitung

Die Filets von beiden Seiten mit Salz und Pfeffer würzen und anschließend in Raps- oder Olivenöl angebraten. Dann in eine große mit Öl gefettete Auflaufform nebeneinander legen.

Gemüse säubern. Die Zucchini in kleine Fächer (zweimal der Länge nach halbieren und klein schneiden) schneiden, die Zwiebel schälen und grob würfeln, die gelbe Paprika in schmale Streifen und die Frühlingszwiebel in Ringe schneiden.

Danach die Champignons putzen (nicht waschen) und vierteln.

Schließlich wird das Gemüse rund um das Filet verteilt.

Für die Soße die passierten oder gehackten Tomaten mit 2-3 EL Tomatenmark vermengen und mit Salz, Pfeffer, Oregano, Paprikapulver und Knoblauch würzen. Danach wird noch der Kräuterquark eingerührt.

Die Soße mit in die Auflaufform geben und ggf. mit Käse bestreuen.
Dann bei 200°C Ober-/Unterhitze (oder 180°C Umluft) für 30 Minuten im Ofen backen.

Tipp: Filets nicht so stark durchbraten, sonst sind die hinterher zu trocken und nicht mehr saftig.

Rezept 05: Pfannengericht - Brokkoli-Käse-Pfanne

Zutaten

400 g Brokkoli, frisch oder TK

3 Ei(er)

1 Zwiebel(n)

50 g Käse, beliebige Sorte, gerieben oder am Stück

Salz und Pfeffer

Paprikapulver, rosenscharf

1 Chilischote(n), optional

Etwas Olivenöl

Etwas Petersilie, optional

Zubereitung

Brokkoliröschen waschen und klein schneiden, Zwiebel schälen und würfeln, Käse reiben wenn man ein Stück gekauft hat.

Frischen Brokkoli und Zwiebel in einer Pfanne mit geschlossenem Deckel für ca. 5 Minuten bei mittlerer Hitze andünsten.

Die Eier mit einer Gabel verquierlen.

Die verquierlten Eier mit in die Pfanne geben und etwa 2 Minuten stocken lassen und den Käse hinzufügen.

Nach Belieben noch etwas Chili und Petersilie draufgeben.

Anschließend salzen, pfeffern und etwas Paprikapulver drüberstreuen. Danach bei schwacher Hitze etwa 15 Minuten stocken lassen. Die Oberfläche muss fest sein.

Man kann die Pfanne auch bei 200°C für 5 Minuten im Ofen stocken lassen.

Rezept 06: Pfannengericht - Couscouspfanne

Zutaten

2 Paprikaschote(n), gelb und rot

250 g Tomate(n)

1 Zwiebel(n)

150 g Kürbisfleisch

1/2 Gurke(n)

50 g Erbsen und Karotten, TK

200 g Gemüse, weiteres nach Wahl

2 Eigelbe

4 Eiweiß

100 g Couscous

Salz und Pfeffer

Sojasauce

Paprika

Curry

Basilikum

Oregano

Olivenöl

Zubereitung

Gemüse klein schneiden. Eier verquirlen und mit Curry, Sojasauce, Salz, Pfeffer, Oregano, Paprikapulver und Basilikum würzen.

Couscous kochen, Ohne Couscous ist es vollständig Low Carb.

Öl in einer Pfanne erhitzen, Zwiebel und Kürbisstückchen darin anbraten, das restliche Gemüse hinzugeben, evtl. etwas Öl hinzufügen damit das Gemüse weicher wird.

Eier hinzufügen und von beiden Seiten braten, bis das Ei gar ist. Den Couscous hinzufügen und durchrühren. Abschmecken und bei Bedarf nachwürzen.

Rezept 07: Pfannengericht - Gemüsepfanne mit Kokosmilch

Zutaten

500 g Fischfilet(s), TK oder frisch (z. B. Pangasius, Seelachs)

1 Zucchini

1 Paprikaschote(n), gelbe

1 Paprikaschote(n), orange

1 m.-große Zwiebel(n)

100 g Brokkoli, frisch oder TK

2 Frühlingszwiebel(n)

500 ml Kokosmilch

1 Prise(n) Ingwerpulver

1 EL Rapsöl

1 EL Sesamöl

Salz und Pfeffer

Knoblauch

Dill

Zubereitung

Bei TK-Fisch, den Fisch auftauen lassen. Anschließend abtropfen lassen, abtupfen und in kleine, etwa 1-2 cm große, Stücke schneiden, dann salzen und Pfeffern und an die Seite stellen.

Beide Öle mischen (Hinweis: Da das Sesamöl einen sehr intensiven Geschmack hat und nicht jeder das mag, kann auch nur Rapsöl verwendet werden), Gemüse sauber machen.

Zucchini in dünne Scheiben schneiden und die Scheiben halbieren. Zwiebeln grob hacken und die Paprika grob gewürfelt, die Röschen vom Brokkolibund abtrennen (bei TK-Brokkoli die Röschen abwiegen), die Frühlingszwiebeln in Ringe schneiden, auch das Grün.

Alles, außer den Brokkoli, mit Salz, Pfeffer, Knoblauch und Dill ordentlich würzen und in der Ölmischung anbraten. Die Kokosmilch hinzugeben und das Ganze aufkochen.

Anschließend etwa 15 Minuten auf kleinster Stufe und ohne Deckel köcheln lassen, bis die Soße etwas weniger geworden ist. Eventuell mit etwas Soßenbinder für helle Soßen abbinden (dadurch ist es aber nicht mehr zu 100% Low Carb).

Nun den Brokkoli hinzugeben und mit einer Prise Ingwer würzen (aber nicht zu viel, denn Ingwer ist geschmacklich sehr dominant).

Zum Schluss wird der Fisch hinzugefügt und alles wird etwa 5 Minuten geköchelt.

Rezept 08: Pfannengericht - Fischpfanne

Zutaten

4 Fischfilet(s), fettarme (z. B. vom Pangasius,
Seelachs etc.)
200 g Garnele(n) oder Eismeerkrabben oder Prawns
1/2 Dose Tomate(n), gehackte
1 Porreestange(n)
1 Zwiebel(n)
200 ml Milch, fettarme oder Magermilch oder
Sojamilch
1 Handvoll Petersilie, frische oder 1/2 Pck TK
1 einige Stiele Dill, frisch oder TK
Salz und Pfeffer
etwas   Olivenöl
1 Zitrone(n)

Zubereitung

Das Fischfilet nach dem Auftauen, abwaschen und klein schneiden. 10 Minuten in frischem Zitronensaft einlegen.
Porree säubern und in ca. 0,5 cm dicke Ringe schneiden.

Zwiebeln klein schneiden und mit dem Porree in etwas Öl anschwitzen. Dosentomaten in eine Pfanne geben, Milch(optional Soja- oder Magermilch) hinzugießen und kochen.

Das Zwiebel-Porree-Gemisch mit in die Pfanne geben, mit Salz, Pfeffer und evtl. anderen Gewürzen abschmecken und dann 10 Minuten köcheln lassen.

Die Fischstücke beifügen und weitere 10 Minuten köcheln. Dann die Garnelen dazu geben und solange kochen bis sie gar sind.

Die gehackte Petersilie und gehackten Dill mit in die Pfanne geben und nach dem erneuten erwärmen nochmals mit Salz und Pfeffer abschmecken.

Rezept 09: Pfannengericht - Hähnchen-Blumenkohl-Pfanne

Zutaten

1 kleiner Blumenkohl

2 m.-große Spitzpaprika, rot

2 Lauchzwiebel(n)

300 g Hähnchenfilet(s)

50 g Bacon, gewürfelt

1 Bund Schnittlauch

1 Handvoll Erbsen, TK

n. B. Sahne, halbfette Sahne oder Milch, ca. 50 ml

2 Ei(er)

Sojasauce

Salz und Pfeffer

Knoblauch, frisch oder Knoblauchpulver

Zubereitung

Blumenkohl, Lauchzwiebeln und Paprika säubern, Lauch und Paprika klein schneiden und den

Blumenkohl klein hobeln. Eier verquirlen und Schnittlauch klein hacken.

Bacon würfeln und in einer Pfanne leicht rösten, Hähnchenfilet klein schneiden und zu dem Bacon geben und mitbraten bis sie bräunlich gefärbt sind, dann rausnehmen.

Dann werden die Paprika- und Lauchstücke zu dem Bacon gegeben und bei mittlerer Hitze mitgebraten. Den Blumenkohl dann kurz mitbraten, das Hähnchenfilet und die Erbsen hinzufügen. Bei Bedarf Milch oder halbfett Sahne hinzugeben (nur wenn das Ganze zu trocken ist).

Die Eier in eine Mulde in die Mitte der Pfanne geben, kurz stocken lassen und alles verrühren. Dann den Schnittlauch hinzugeben.

Schließlich mit Salz, Pfeffer und Sojasoße abschmecken und nach Belieben Knoblauchpulver oder frischen Knoblauch dazugeben.

Rezept 10: Pfannengericht - Hähnchenbrustfilet mit Karotten

Zutaten

400 g Hähnchenbrustfilet(s)

40 g Ingwerwurzel

100 g Shiitake-Pilz(e) aus dem Glas

175 g Bambussprosse(n) aus dem Glas

250 g Karotte(n)

120 g Lauch

10 g Koriandergrün

3 Blätter Zimmerknoblauch oder 0,5
Knoblauchzehe

1/2 TL   Korianderpulver

1 TL, gestr. Himalayasalz oder Meersalz

1 TL Maisstärke, optional

2 EL Wasser, optional

Für die Marinade:

4 EL Sojasauce, glutenfrei, salzarm

1/4 TL Chiliflocken

3 EL Kokosöl

1 EL Olivenöl

1 Spritzer Balsamicocreme

Zubereitung

Fleisch klein schneiden und den Ingwer klein würfeln. Die Zutaten für die Marinade verrühren. Das Fleisch und den Ingwer rein legen und gut durchmischen.
Das Fleisch mit der Marinade knapp eine Stunde in den Kühlschrank stellen.

Bambussprossen und Shiitake-Pilze abtropfen lassen, den Lauch in etwa 0,5 cm dicke Ringe schneiden und das Koriandergrün (optional auch den Zimmerknoblauch) klein schneiden. Die Karotten in feine Streifen schneiden.

Das Fleisch in einer Pfanne etwa 2 Minuten anbraten, die Karottenstreifen und die Lauchringe hinzugeben, durchrühren und nach 1 Minute köcheln die Pilze und die Bambussprossen hinzugeben.
Nach einer weiteren Minute die Kräuter hinzugeben und ggf. mit Salz nachwürzen.

Man kann auch noch 1 TL Maisstärke in 2 EL Wasser einrühren und die Soße damit binden.

Rezept 11: Pfannengericht - Kräuter-Tomatenpfanne

Zutaten

150 g Geflügelfleisch

100 g Champignons

100 g Kirschtomate(n)

1 EL Frischkäse

etwas Salz und Pfeffer

1 TL Kräuter, italienische

1 TL Chiliflocken

etwas Öl

1 große Gemüsezwiebel(n)

Zubereitung

Zuerst das Geflügelfleisch, die Champignons, die Zwiebeln und die Kirschtomaten klein schneiden.

Dann das Fleisch in Öl angebraten und mit den Chiliflocken, mit Salz und Pfeffer würzen, die

Zwiebeln und die Champignons hinzufügen und das Ganze 3-4 Minuten anbraten.

Anschließend den Frischkäse und die italienischen Kräuter hinzugeben und das Ganze ca. 5 Minuten köcheln.

Rezept 12: Pfannengericht - Rinderhackfleisch mit Zucchini

Zutaten

500 g Rinderhackfleisch

500 g Zucchini

300 g Champignons

1 kleine Spitzpaprika, rot

n. B. Zwiebel(n) oder Lauch

140 ml   Mandelsahne oder Kokosmilch

Einige Chiliflocken oder etwas Pfeffer

etwas Himalayasalz oder Meersalz

n. B. Kräuter (Thymian, Zimmerknoblauch oder Pilzkraut), frisch

n. B. Kokosöl oder Olivenöl

1 1/2 EL Chiasamen zu Gel verarbeitet, optional

70 g Parmesan aus Schafsmilch, gerieben, plus etwas mehr zum Darüberstreuen

Zubereitung

Zucchini säubern, Enden abschneiden und vierteln. Champignons putzen und in Scheiben schneiden, Paprika in Streifen schneiden und Lauch oder Zwiebeln klein schneiden.

Rindergehacktes kurz ohne Öl anbraten, Salz hinzufügen, Zucchini und Zwiebeln/Lauch hinzugeben und kurz mitanbraten. 1-2 EL Kokosöl beifügen, Champignons hinzugeben und weiterbraten. Paprika, Mandelsahne, Chiliflocken, Kräuter, Parmesan und Chiasamen unterrühren.

Schließlich noch etwas Parmesan darüber streuen.

Rezept 13: Pfannengericht - Spargelpfanne

Zutaten

160 g Spargel, grün, in schräge Scheiben geschnitten

1 große Karotte(n), evtl. gelb

1 EL, gehäuft   Kokosöl, cremiger Zustand

1 1/2 TL Hanfsamen, geschält

 etwas   Salz und Pfeffer

 etwas   Käseersatz (Parmesanersatz), vegan, oder vegetarischer Parmesan

 einige   Sprossen (Rote Bete-Sprossen) oder evtl. andere

Zubereitung

Spargel waschen, schälen und in schräge Scheiben schneiden. Die Spargelscheiben etwa 2 Minuten in heißem Kokosöl anschmoren.

Nebenbei die Karotte schälen und fein raspeln, dann zum Spargel geben und nach 1 Minute die Hanfsamen dazugeben. Mit Salz und Pfeffer abschmecken und den Käseersatz hinzugeben (bei richtigem Parmesan wird wohl kein Salz gebraucht).

Rote Bete Sprossen kurz anbraten und auf das fertige Gericht geben.

Rezept 14: Pfannengericht - Wiener Würstchen mit Zucchini

Zutaten

1 mittelgroße Zucchini

1 m.-große Karotte(n)

2 Wiener Würstchen

2 Ei(er)

Etwas Butter oder Öl

etwas Salz oder Society Garlic Salz

etwas Pfeffer

2 EL Mais, optional

Zubereitung

Die Zucchini nicht schälen und entweder raspeln oder in Scheiben schneiden und dann vierteln. Die Karotten ebenfalls raspeln und die Würstchen in Scheiben schneiden.

Alles in einer Pfanne mit Butter anbraten und dann erst mit Salz und Pfeffer würzen. Anschließend die

Eier aufschlagen, alles vermengen und einen Moment in der Pfanne weiterbraten.

Rezept 15: Pfannengericht Garnelen mit Zucchini

Zutaten

150 g Zucchini

50 g Lauch (Porree)

90 g Garnele(n) oder Krabben

2 EL Kokosöl oder Olivenöl

etwas Chiliflocken oder Pfeffer

3 TL, gehäuft Schmand oder Crème fraîche

2 m.-große Ei(er)

etwas   Salz (Society Garlic Salz) oder Himalayasalz

n. B. Koriandergrün

4 kleine Cocktailtomaten

Zubereitung

Lauch in Ringe schneiden, Zucchini vierteln und Tomaten halbieren.
Lauch und Zucchini in einer Pfanne mit heißem Öl anbraten, Garnelen kurz mitbraten lassen.

Würzen, Schmand hinzufügen, Eier untermischen, klein geschnittene Korianderblätter unterrühren. Tomaten nach dem Anrichten über das Gericht geben.

Rezept 16: Hähnchencurry Variante 01

Zutaten

150 g Hähnchenbrust

2 EL Sojasauce

1 Msp.   Sambal Oelek

1 große Paprikaschote(n) oder anderes Gemüse (z.

B. Karotten, Zucchini, Brokkoli)

1 Tasse Wasser

1 TL Currypulver

2 TL Tomatenmark

50 ml Kaffeesahne (0,2 % Fett)

Etwas Johannisbrotkernmehl zum Binden

Salz

Etwas Knoblauchpulver oder frischen Knoblauch

Zubereitung

Die Hähnchenbrust in Streifen schneiden, das Sambal Oelek mit der Sojasoße vermengen. Die Hähnchenbruststreifen für etwa 10 Minuten in der

Marinade eingelegt. Währenddessen das Gemüse säubern, evtl. schälen und klein schneiden.

In einer beschichteten, erhitzen Pfanne die Hähnchenbruststreifen mit der Marinade (ohne Öl) unter ständigem Rühren anbraten. Das Gemüse hineingeben und andünsten. Tomatenmark und Currypulver hinzugeben und mit Wasser ablöschen.

Johannisbrotkernmehl hinzugeben und bis zur gewünschten Festigkeit des Gemüses köcheln lassen. Mit Kaffeesahne abschmecken und ggf. mit etwas Knoblauchpulver und Salz nachwürzen.

Rezept 17: Hähnchencurry Variante 02

Zutaten

500 g Hähnchenbrust, oder Putenbrust

400 ml Kokosmilch, bei Bedarf auch mehr

2 EL Sojasauce

2 TL Currypaste, rot, bei Bedarf mehr oder weniger

5 Frühlingszwiebel(n)

2 Paprikaschote(n), rot

1 Glas   Bambusscheiben

1 Zehe/n Knoblauch, n.B.

Salz und Pfeffer

Zubereitung

Hähnchen- oder Putenbrust sowie Paprika und Frühlingszwiebeln klein schneiden und Knoblauch klein hacken.

Die Currypaste wird in der Pfanne angebraten, damit sich das Aroma der Paste entfalten kann, das Fleisch hinzufügen und mitbraten.

Wenn die Hähnchen-/Putenbrust gut angebraten ist, wird das Gemüse und der Knoblauch hinzugegeben und alles zusammen gedünstet.

Mit der Kokosmilch ablöschen und ein wenig andicken, bei Bedarf Sojasoße hinzugeben. Danach nur noch abschmecken und ggf. nachwürzen.

Tipp: Dazu Reis servieren (ist dann aber nicht mehr Low Carb). Man kann auch noch anderes Gemüse hineingeben.

Rezept 18: Frikadellen mit Speckbohnen

Zutaten

500 g Hackfleisch vom Rind

1 Ei(er)

1 große Möhre(n)

1 Zwiebel(n)

3 EL Leinsamen, geschrotet

1 EL Olivenöl

1 EL Senf

1 EL Tomatenmark

Pfeffer

Salz

Paprikapulver

2 EL Ajvar oder Paprikapaste

1 kg Bohnen, (Prinzessbohnen), TK

50 g Speck, gewürfelt

Öl zum Braten

Zubereitung

Möhren und Zwiebeln klein raspeln und mit Hackfleisch, Ei, Senf, Leinsamen, Olivenöl und Tomatenmark in einer Schüssel vermischen. Aus dem Gemisch werden dann Frikadellen geformt.

Die Bohnen in Salzwasser kochen und die Frikadellen in Öl oder Margarine anbraten.

Die Bohnen abschütten und den Speck kurz anbraten, danach die Bohnen hinzufügen und 2 EL Ajvar oder Paprikapaste hinzufügen.

Rezept 19: Rindsfrikadellen

Zutaten

500 g Hackfleisch, vom Rind

1 Ei(er)

1 EL Quark

2 EL Mehl (Kichererbsen-)

2 EL Petersilie

1 Schalotte(n), oder Zwiebel

1 Knoblauchzehe(n)

Piment, gemahlen

Korianderpulver

Paprikapulver

Salz und Pfeffer

Senf

Olivenöl, zum Braten

Zubereitung

Schalotten würfeln, Knoblauch pressen, alle Zutaten vermischen und verkneten. Nach Belieben mit

Piment(sehr dominant), Korianderpulver, Paprikapulver, Salz und Pfeffer würzen.

Gemisch 5 Minuten durchziehen lassen, Frikadellen formen und von beiden Seiten goldbraun anbraten.

Rezept 20: Thunfischfrikadellen

Zutaten

1 gr. Dose/n Thunfisch im eigenen Saft

1 kl. Dose/n Thunfisch im eigenen Saft

2 EL Kräuterfrischkäse, 0,2% Fett

150 g Weißkohl, Rotkohl oder Blumenkohl, in der Küchenmaschine zerkleinert

1 halbe Zwiebel(n)

1 Eiweiß

Salz und Pfeffer

Kräutersalz und Gewürzsalz

Crema di Balsamico, optional

Zubereitung

Alle Zutaten, inklusive des abgetropften Thunfisches, in eine Schüssel geben und gut verrühren. Optional kann man noch etwas dickflüssigen Balsamico hinzugeben.

Den Teig abwiegen und durch 6 teilen (jedes Teigstück müssen ca. 70g sein).
Aus jedem Teigstück eine Frikadelle Formen und in ein Muffinförmchen geben.

Ca. 30 Minuten bei 180°C Umluft backen.

Rezept 21: Frikadellen-Variante 01

Zutaten

1 kg Hackfleisch, (Rinderhack)

100 g Kleie, (Weizenkleie)

2 Eiweiß

1 Zwiebel(n), gewürfelt

1 Becher Hüttenkäse

1 Salz und Pfeffer, nach Geschmack

2 EL Öl, (Sojaöl)

Zubereitung

Hackfleisch, Kleie, Eiweiß, Zwiebeln und Hüttenkäse vermischen, Frikadellen formen und in Öl von beiden Seiten anbraten.

Rezept 22: Frikadelle-Variante 02

Zutaten

700 g Hackepeter, gewürzt, vom Schwein

1 Zwiebel(n)

2 Ei(er)

150 g Blumenkohl

50 g Magerquark

30 g Käse, gerieben

Salz und Pfeffer

n. B. Sambal Oelek

Zubereitung

Den Blumenkohl in einem Multizerkleinerer zerkleinern, die Zwiebeln in kleine Würfel schneiden und mit dem Blumenkohl etwa 10 Minuten bei schwacher bis mittlerer Hitze anschwitzen.

Die Eier, den Quark und den Käse zu einer glatten Masse verrühren und die leicht abgekühlte Blumenkohl-Zwiebelmasse unterheben.

Den Hackepeter unter die Mischung rühren und kleine Frikadellen formen.

Diese anschließend von beiden Seiten in der Pfanne anbraten.

Rezept 23: Frischkäsepizza

Zutaten

3 Ei(er)

100 g Frischkäse

2 EL Mandelmehl

1 Msp. Backpulver

1 gehäuft TL Salz

1 TL Oregano

Zubereitung

Alle Zutaten vermischen und auf ein, mit Backpapier ausgelegtes, Backbleck geben. Das Ganze wird bei 180°C ca. 30 Minuten im Backofen backen.

Nach den 30 Minuten, wird der Pizzaboden mit der Unterseite nach oben hingelegt, mit einer Gabel werden ein paar Einstiche gemacht und nach Belieben mit Tomatensoße bestrichen und den eigen gewählten Zutaten belegt. Schließlich wird die

Pizza nochmal in den Ofen geschoben und bis sie die gewünschte Farbe hat gebacken.

Nach dem Backen ist der Boden fest, aber er wird nicht knusprig durch den Frischkäse.

Rezept 24: Hackfleischpizza

Zutaten

1 kg Hackfleisch, gewürztes

1 Flasche Sauce (Zigeunersauce), ca. 500 ml

1 Becher Crème fraîche oder Schmand, ca. 200 g

3 Tomate(n)

1 Glas Oliven, schwarze

1 Glas Champignons, in Scheiben geschnittene

1 m.-große Zwiebel(n)

200 g Feta-Käse

1 Ei(er)

Zubereitung

Hackfleisch mit dem Ei vermischen und in einer Fettpfanne oder einer Auflaufform gleichmäßig verteilen.

Oliven, Pilze, gestückelte Tomaten und Zwiebelringe auf der Masse verteilen. Zigeunersauce und Schmand verrühren und über das Gemüse geben. Bei 200°C Umluft für 30 Minuten in den Ofen schieben.

Feta-Käse würfeln, über die Pizza geben und 15 Minuten weiterbacken.

Rezept 25: Spinat- und Brokkolipizza

Zutaten

100 g Leinsamen, geschrotet

1 Ei(er)

1 EL, gehäuft   Magerquark

1 TL Senf

2 Tomate(n)

2 Knoblauchzehe(n)

2 EL Olivenöl

3 Tomate(n), getrocknet

1 EL Oregano

Meersalz

Pfeffer, schwarz

50 g Gouda, mittelalt

 n. B. Spinat

 n. B. Brokkoli

Zubereitung

Backofen auf 180°C vorheizen.

Leinsamen fein zerkleinern, danach mit Ei, Senf und Magerquark mit einem Rührstab vermischen und alles auf Backpapier geben. Dann mithilfe des Backpapieres eine Kugel formen und dann ein weiteres Backpapier drüber legen und mit einem Nudelholz die Kugel gleichmäßig ausrollen. Den Boden mit dem unteren Backpapier auf ein Backblech legen und für 10 Minuten in den Ofen schieben.

Tomaten, getrocknete Tomaten und Knoblauch zerhacken, mit Olivenöl, Oregano, Salz und Pfeffer verrühren und in eine heiße Pfanne geben und etwa 2 Minuten kochen.
Somit hat man eine leckere Tomatensoße.

Die Soße wird auf dem Boden verteilt und mit Spinat und Brokkoli, oder was man darauflegen möchte, belegt.

Dann mit Käse bestreut und für 10-15 Minuten bei 220°C in den Backofen schieben.

Schlusswort

Nun bist du am Ende dieses Buches angelangt und ich hoffe sehr, dass es dir gefallen hat!

Es würde mich sehr freuen, wenn du mit Hilfe dieses Buches zu deinem Ziel gelangst und vergiss nicht, dass Aufgeben niemals die Lösung zu deinem Ziel ist!

Bleib immer am Ball und komme so zu der besten Version deiner Selbst.

Viel Erfolg, Spaß und Durchhaltevermögen beim Umsetzen dieser erfolgsgarantierten Ernährungsform!

Meine Empfehlung

Um bestmögliche Resultate für dein Vorhaben zu gewährleisten, empfehle ich dir nachfolgend Ernährungs- und Trainingspläne anderer Coaches.

Klicke hierzu einfach kostenlos auf den nachfolgenden Link, wenn du dich für Ernährungs- oder Trainingspläne interessierst.

Ernährungspläne

https://goo.gl/S5glPu

Trainingspläne

https://goo.gl/1feBSg

Haftungsausschluss

Der Inhalt dieses Buchs wurde mit großer Sorgfalt geprüft und erstellt. Der Autor übernimmt keinerlei Gewähr für die Aktualität, Korrektheit, Vollständigkeit oder Qualität der bereitgestellten Informationen und weiteren Informationen.

Es wird keine juristische Verantwortung oder Haftung für Schäden übernommen, die durch kontraproduktive Ausübung oder durch Fehler des Lesers entstehen. Es kann auch keine Garantie für Erfolg übernommen werden. Der Inhalt sollte nicht mit medizinischer Hilfe verwechselt werden. Der Autor übernimmt daher keine Verantwortung für das Nicht-Erreichen der im Buch beschriebenen Ziele.

Dieses Buch enthält Links zu anderen Webseiten. Auf den Inhalt dieser Webseiten haben wir keinen Einfluss. Deshalb kann auf den dortigen Inhalt auch keinerlei Gewähr übernommen werden. Die verlinkten Seiten wurden zum Zeitpunkt der Verlinkung auf mögliche Rechtsverstöße überprüft.

Rechtswidrige Inhalte konnten zum Zeitpunkt der Verlinkung nicht festgestellt werden. Für die Inhalte der verlinkten Seiten ist ausschließlich der jeweilige Anbieter oder Betreiber der Seiten verantwortlich.

Das **Copyright** für veröffentlichte, vom Autor selbst erstellte Bilder, Grafiken, Tondokumente, Videosequenzen und Texte bleibt **allein beim Autor** des Buchs.

Eine Vervielfältigung oder Verwendung der Bilder, Grafiken, Tondokumente, Videosequenzen und Texte in anderen elektronischen oder gedruckten Publikationen ist ohne ausdrückliche Zustimmung des Autors nicht gestattet.

Der Autor behält es sich ausdrücklich vor, Teile der Seiten oder das gesamte Angebot ohne gesonderte Ankündigung zu verändern, zu ergänzen, zu löschen oder die Veröffentlichung zeitweise oder endgültig einzustellen.

Impressum

Veröffentlicht durch

Marco Reuter

Vinnhorster Weg 81

30419 Hannover

E-Mail: marco.reuter92@gmail.com

ISBN-13: 978-1976571428
ISBN-10: 1976571421